Lamine Ghanem Lakhal

Avaliação da função renal

Lamine Ghanem Lakhal

Avaliação da função renal

ScienciaScripts

Imprint

Any brand names and product names mentioned in this book are subject to trademark, brand or patent protection and are trademarks or registered trademarks of their respective holders. The use of brand names, product names, common names, trade names, product descriptions etc. even without a particular marking in this work is in no way to be construed to mean that such names may be regarded as unrestricted in respect of trademark and brand protection legislation and could thus be used by anyone.

Cover image: www.ingimage.com

This book is a translation from the original published under ISBN 978-620-6-72886-3.

Publisher:
Sciencia Scripts
is a trademark of
Dodo Books Indian Ocean Ltd. and OmniScriptum S.R.L publishing group

120 High Road, East Finchley, London, N2 9ED, United Kingdom
Str. Armeneasca 28/1, office 1, Chisinau MD-2012, Republic of Moldova, Europe
Printed at: see last page
ISBN: 978-3-330-33111-2

LAMINE GHANEM LAKHAL

AVALIAÇÃO DA FUNÇÃO RENAL :

Índice

1.INTRODUÇÃO :

A insuficiência renal aguda é uma das falhas orgânicas mais frequentes observadas nos cuidados intensivos.

Enquanto a incidência de insuficiência renal aguda (IRA) após cirurgia geral é de cerca de 1%, a incidência de IRA em doentes de cuidados intensivos pode atingir 35% (1, 2).

A insuficiência renal aguda é um fator de risco independente para a mortalidade (3) (4). De facto, o desenvolvimento de IRA em doentes de cuidados intensivos tem um impacto importante na morbilidade e mortalidade a curto e longo prazo, e 4 a 5% destes doentes necessitam de depuração extra-renal.

No domínio médico, apesar dos progressos dos métodos de diagnóstico e terapêuticos, a avaliação da função renal continua a colocar um problema em termos da utilização do marcador ideal para o diagnóstico precoce e a monitorização da insuficiência renal aguda.

A simples medição de um marcador biológico, a creatinina, tem muitas limitações (dependência da massa muscular, acumulação tardia em relação à deterioração da TFG, etc.) (5).

Existem outros marcadores utilizados muito mais para detetar o mecanismo de lesão do tecido renal e não para diagnosticar a insuficiência renal devido ao custo e à falta de estudos clínicos, sendo os mais conhecidos (6):

- Cistatina C.
- Molécula de lesão renal-1 (KIM-1).
- Lipocalina associada à gelatinase de neutrófilos (NGAL).
- Interleucina-18 (IL-18).
- β2-microglobulina.

O estudo da perfusão renal por Doppler pulsado parenquimatoso, ou por avaliação semi-quantitativa com Doppler a cores, ou por ecografia renal com contraste, parece ser um método promissor para o diagnóstico precoce da lesão renal.

O progresso na utilização de métodos não invasivos (ultra-sons) para o diagnóstico e monitorização de várias patologias em situações de emergência e de cuidados intensivos permite o estudo da perfusão renal através do método Doppler como parte da avaliação da função renal.

O estudo da perfusão renal com Doppler do parênquima renal permite, provavelmente, detetar precocemente os doentes em risco de desenvolver insuficiência renal aguda, de modo a que se possam planear as chamadas estratégias preventivas. (7)

Vários métodos de avaliação da perfusão renal podem ser utilizados na ecografia renal. Eles são representados por :

- Escala de avaliação semi-quantitativa da perfusão renal com Doppler a cores.
- Ultrassom com contraste (CEUS).
- o índice de resistência vascular renal (RRI).

A avaliação semi-quantitativa com Doppler a cores é utilizada para determinar uma escala de avaliação da perfusão renal que varia de 0 (sem vasos identificáveis) a 3 (vasos visíveis até às artérias arteriais).

A ultrassonografia combinada com a injeção de ultra-sons com contraste (CEUS) permite medir dois índices: o tempo médio de trânsito e o volume sanguíneo relativo. A relação entre estes dois índices reflecte a perfusão visceral.

Os dados humanos sublinham a heterogeneidade dos resultados obtidos e a falta de correlação entre os índices derivados da CEUS e os dados da macro ou microcirculação renal (8).

O estudo da perfusão renal com Doppler pulsado permite medir dois índices:

- O índice de resistência renal (IRR) deduzido das velocidades sistólica e diastólica

$$Index\ de\ r\acute{e}sistance\ r\acute{e}nal = \frac{Vitesse\ systolique - Vitesse\ diastolique}{Vitesse\ systolique}$$

- O índice de pulsatilidade (PI), que é calculado a partir das velocidades sistólica, diastólica e média.

$$Index\ de\ pulsatilit\acute{e} = \frac{Vitesse\ systolique - Vitesse\ diastolique}{Vitesse\ moyenne}$$

Como a circulação renal tem um perfil não resistivo, é utilizado o índice de resistência renal, uma vez que o índice de pulsatilidade é utilizado para circulações com um perfil resistivo (por exemplo, vasos nos membros superiores e inferiores).

O índice de resistência renal tem sido utilizado como ferramenta de diagnóstico e indicador de prognóstico da insuficiência renal aguda em vários estudos. Encontramo-lo como :

- Diagnóstico da rejeição precoce de transplantes renais (9).
- Método para avaliar o impacto da obstrução ureteral na função renal (10).
- Técnica de avaliação do risco de insuficiência renal pós-operatória (11).
- Um indicador de prognóstico na insuficiência renal aguda (persistência ou reversibilidade da IRA) (12).

2. ANTECEDENTES ANATÓMICOS E FISIOLÓGICOS :

2.1 Estrutura e função renal :

Os dois rins estão localizados separadamente num compartimento celulo-adipuético no espaço retroperitoneal de cada lado da coluna vertebral (13, 14). Em média, medem 12 cm no eixo longo e 6 cm no eixo transversal (Fig.1).

O parênquima renal pode ser dividido em duas partes:

- O córtex renal: é a parte superficial do rim, contendo os corpúsculos renais que contêm os glomérulos e os segmentos inicial e terminal dos túbulos renais.
- A medula renal: composta pelas pirâmides renais (Malpighi). Contém os segmentos ascendentes e descendentes dos túbulos renais.

As principais funções dos rins são :

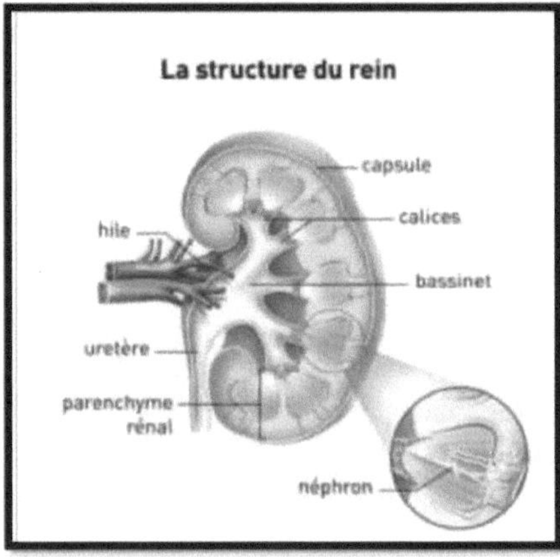

(13)

Figura 1: Estruturas anatómicas do rim.

2.1.1 Filtração glomerular :

Esta é a primeira fase da formação da urina. É um processo passivo durante o qual os líquidos e os solutos passam através da cápsula de Bowman. Este ultrafiltrado plasmático é designado por urina primária. No adulto, a DGF normal é de 120 a 125 ml/min em ambos os rins, o que resulta na formação de 180 l de ultrafiltrado por dia.

2.1.2 Função de reabsorção tubular :

A reabsorção é um fenómeno que pode ser ativo (consumo de energia) ou passivo, envolvendo qualquer substância essencial para a manutenção da homeostasia e de um equilíbrio normal de fluidos e electrólitos (Fig. 2).

As principais substâncias reabsorvidas são a água e o sódio, a glicose e os aminoácidos, a ureia e o ião bicarbonato HCO3-.

2.1.3   Função de secreção tubular :

Requer transportadores específicos e este transporte é frequentemente ativo (contra o gradiente de concentração), o que permite aumentar a excreção de uma substância em comparação com a filtração sem reabsorção (Fig.2).

A secreção diz respeito principalmente aos resíduos metabólicos (xenobióticos), aos protões e ao potássio, no âmbito da regulação da homeostasia.

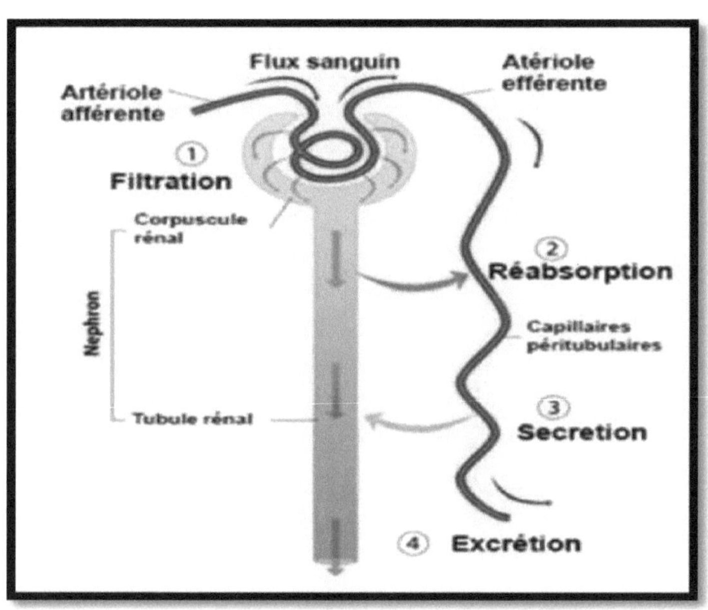

(13)

Figura 2: Formação da urina.

2.1.4   Os rins e o equilíbrio ácido-base :

O rim ajuda a regular o equilíbrio ácido-base, eliminando o excesso de cargas ácidas sob a forma de protões H+, de acidez titulável ou de NH4+.

Gere o equilíbrio da electro-neutralidade modificando os fenómenos de reabsorção e de secreção para obter uma diferença de iões forte (DIC) estável.

2.1.5   A função endócrina do rim :

A forma ativa da vitamina D [1,25 (OH) 2- vitamina D3 ou calcitriol] é produzida nos rins a partir do seu precursor hepático, a 25 (OH) vitamina D3, sob a ação da enzima alfa-hidroxilase. A atividade desta enzima é aumentada pela hormona paratiroide PTH, que aumenta a absorção digestiva e renal do cálcio.

A eritropoietina (EPO) é produzida pelas células intersticiais para estimular a eritropoiese em resposta a variações na pressão parcial de O2 arterial.

A hipovolémia e a descida da pressão arterial estimulam o sistema renina-angiotensina-aldosterona (SRAA), que promove a produção de angiotensina II (um potente agente vasoconstritor) e a secreção cortical suprarrenal de aldosterona (retenção de sódio, secreção de protões H+ e potássio K+).

2.2 Fisiologia da circulação renal :

A circulação renal (14) apresenta um conjunto de caraterísticas que determinam o carácter funcional deste tipo de circulação (Fig.3).

A artéria renal dá origem a artérias denominadas artérias interlobares, seguidas das artérias arqueadas e depois das artérias interlobares.

As artérias interlobulares dão origem às arteríolas aferentes do glomérulo.

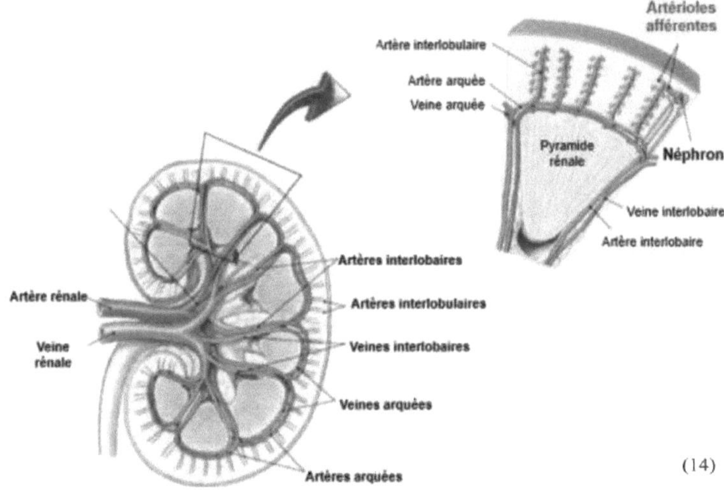

Figura 3: A circulação renal.

A circulação intra-renal é constituída por duas redes capilares sucessivas:

- Uma rede arterioarterial glomerular representando a microcirculação glomerular (Fig.4).

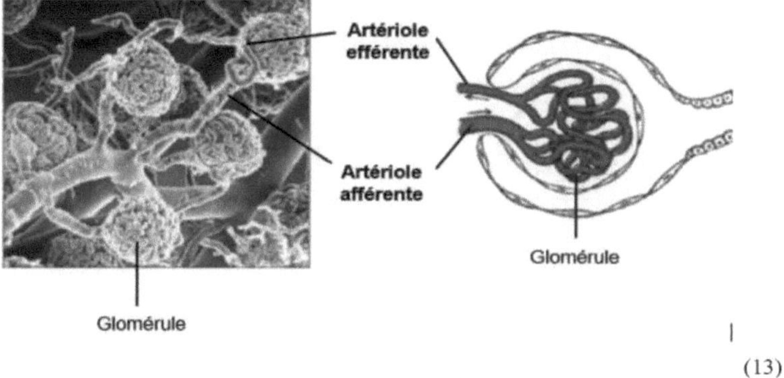

(13)

Figura 4: Circulação do nefrónio.

- Outra rede arteriovenosa peritubular representa a microcirculação pós-glomerular e compreende um segmento cortical denso e abundante e um segmento medular pobre e ténue (Fig. 5).

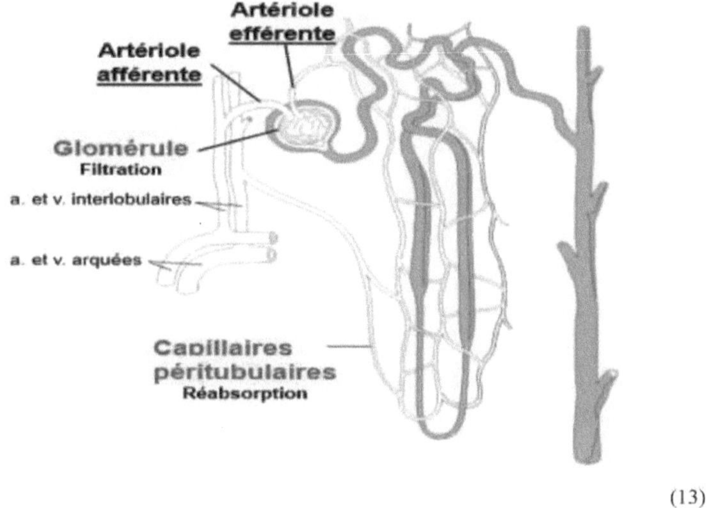

(13)

Figura 5: Leitos capilares do nefrónio.

Anatomicamente, temos de olhar para uma formação complexa secretora de renina chamada aparelho glomerular justa (JGA), formada pelo contacto direto entre a rede glomerular e uma parte diferenciada do túbulo contorcido distal chamada mácula densa (Fig.6).

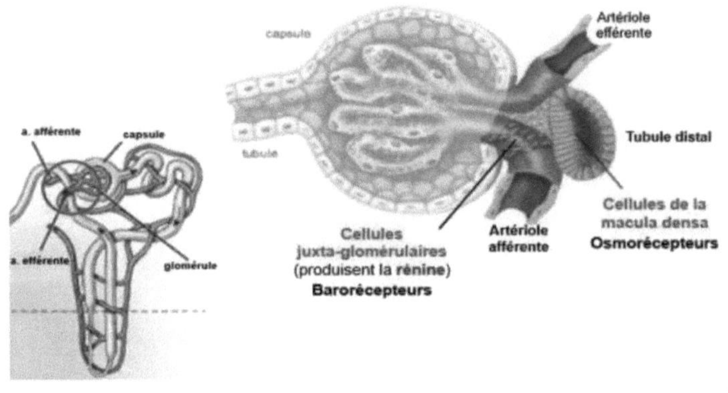

(13)

Figura 6: Aparelho justaglomerular.

2.2.2 Taxa de filtração glomerular :

A taxa de filtração glomerular (14) depende da permeabilidade da barreira de filtração glomerular e da diferença entre as pressões hidrostática e oncótica no capilar glomerular (Fig.7).

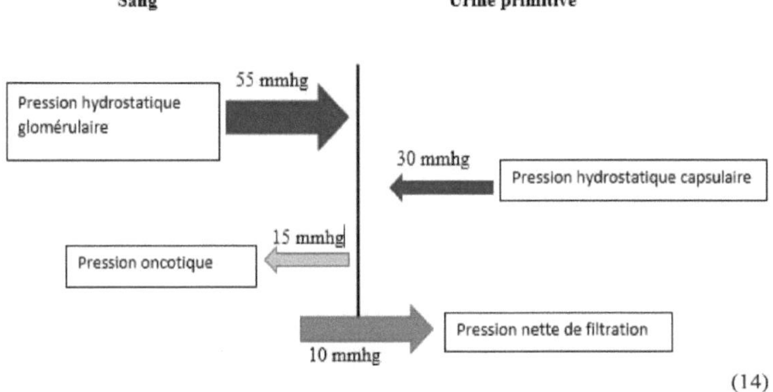

(14)

Figura 7: Filtração glomerular.

A taxa de filtração glomerular (TFG) diminuída define a insuficiência renal aguda. Esta taxa de filtração pode ser deduzida da seguinte fórmula:

$$DFG = Kf \times \textit{delta } P$$

- Delta P = diferença de gradiente de pressão (oncótica e hidrostática).
- Kf= coeficiente de permeabilidade da membrana glomerular.

A taxa de filtração glomerular é de aproximadamente 20% do fluxo plasmático renal (RPF), ou 120 ml/min nos homens.

Pode ser observada uma diminuição da taxa de filtração glomerular (14) :

- Em situações em que a pressão hidrostática é reduzida (hipotensão, choque....).
- Quando há um aumento da pressão tubular (obstrução do trato urinário).
- Durante as alterações do equilíbrio vasomotor entre as arteríolas aferentes e eferentes.
- Em caso de redução da permeabilidade da membrana.

Podem ser observadas variações fisiológicas na taxa de filtração glomerular (15) :

- Durante uma atividade muscular intensa.
- Nas mulheres grávidas, com um aumento de 30% da taxa de filtração glomerular.
- Dependendo da idade: em bebés e crianças pequenas, a taxa de filtração glomerular é baixa, aumentando inicialmente com a idade e depois diminuindo gradualmente numa média de 5% por década.

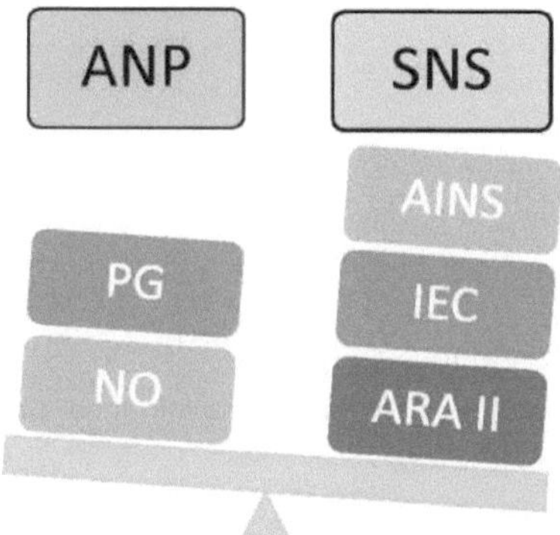

Figura 8: Factores que influenciam a taxa de filtração glomerular.

AINE: anti-inflamatório não esteroide; ANG II: angiotensina II; ANP: peptídeo natriurético atrial; ARB II: antagonista dos receptores da angiotensina II; TFG: taxa de filtração glomerular; GTF: feedback túbulo-glomerular; IECA: inibidor da ECA; NO: óxido nítrico; PG: prostaglandinas; QC: débito cardíaco; SNS: sistema nervoso simpático.

A regulação da taxa de filtração glomerular envolve uma série de outros factores, ilustrados nas Figuras 8 e 9. A pressão na câmara glomerular é o principal fator determinante da TFG. Esta pressão depende da interação entre a vasodilatação e a vasoconstrição entre as arteríolas aferentes e eferentes. A alteração do tónus vasoconstritor na arteríola eferente causada pelos bloqueadores dos receptores da anti-angiotensina II (ARB II) resulta numa queda da pressão glomerular e numa redução da TFG.

A toma de anti-inflamatórios não esteróides (AINE) inibe a síntese de determinadas prostaglandinas responsáveis pela vasodilatação da arteríola aferente, provocando uma diminuição secundária da TFG.

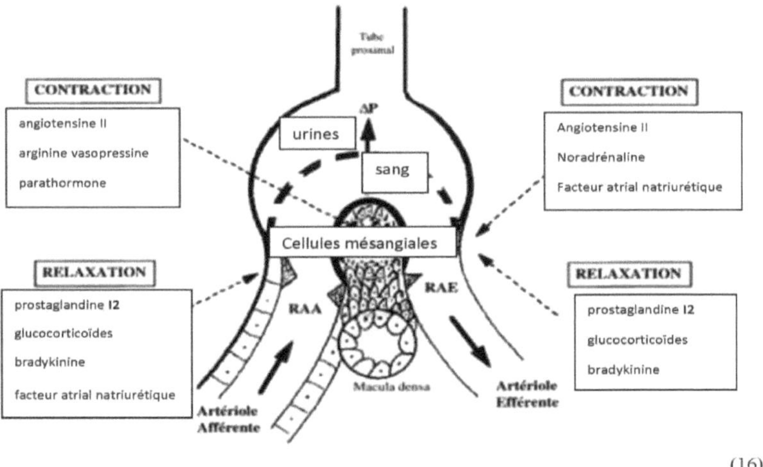

Figura 9: Regulação da taxa de filtração glomerular.

2.2.3 Pressões vasculares renais :

As principais resistências vasculares intra-renais são a pré e a pós-glomerular. A pressão hidrostática diminui à medida que ocorrem as bifurcações arteriolares (14). Esta pressão é da ordem dos 55 mmhg nos capilares glomerulares, o que lhe permite manter-se superior à pressão oncótica e assegurar uma taxa de filtração glomerular.

A pressão hidrostática é baixa nas regiões peritubulares, o que favorece a reabsorção de substâncias do lúmen tubular para os capilares (Fig.10).

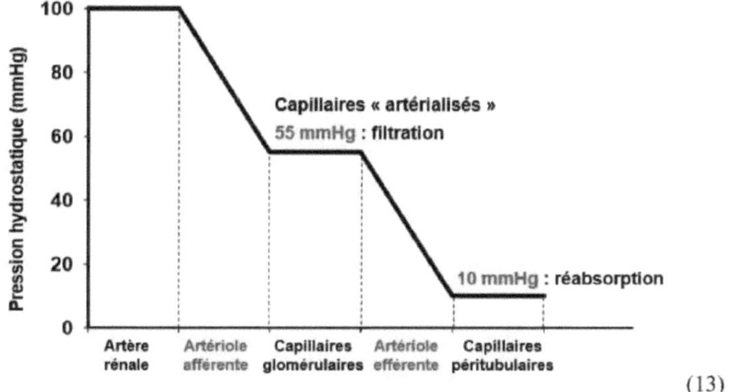

(13)

Figura 10: Pressões vasculares renais.

2.2.4 Regulação vascular renal :

Existem dois tipos de regulação vascular intra-renal (Fig.11):

- A regulação intrínseca, conhecida como autorregulação, que é condicionada pela pressão transmural da parede vascular (TMP), que representa a diferença entre a pressão intravascular e a pressão extravascular.

O aumento desta pressão transmural causa vasoconstrição reflexa e a sua diminuição causa vasodilatação reflexa. Esta é a teoria miogénica da regulação periférica do tónus vascular. Este mecanismo regulador ajuda a manter um fluxo sanguíneo renal estável entre 80 e 160 mmhg de pressão arterial média.

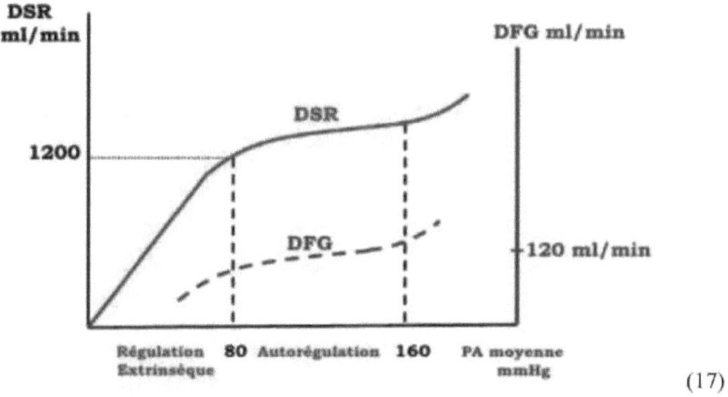

(17)

Figura 11: Regulação da circulação renal.

RFS: fluxo sanguíneo renal GFR: taxa de filtração glomerular

- Regulação extrínseca, conhecida como regulação neuro-hormonal, que envolve o

15

sistema adrenérgico e o sistema renina angiotensina aldosterona para gerir o fluxo sanguíneo renal acima ou abaixo dos limites da autorregulação miogénica.

3. MARCADORES DA FUNÇÃO RENAL :

3.1 Medição da taxa de filtração glomerular :

A medição da taxa de filtração glomerular baseia-se no conceito de depuração renal:

Uma substância X eliminada apenas por filtração glomerular livre (não segregada ou reabsorvida pelos túbulos após ultrafiltração e de baixo peso molecular).

O caudal desta substância X (cuja concentração plasmática é Px) no Fultrafiltrado glomerular (TFG x Px) é igual ao caudal desta mesma substância na urina (Ux x DU).

A taxa de filtração glomerular (TFG) pode ser calculada a partir dos bioensaios de sangue e urina de X de acordo com a equação :

$$DFG = Ux \ X \ DU / Px = Clairance \ de \ X.$$

TFG: taxa de filtração glomerular (ml/min). UF = caudal de urina (ml/min).

A substância ideal para uma medição fiável da taxa de filtração glomerular deve cumprir determinadas condições:

- Substância totalmente filtrada, não reabsorvida ou excretada pelo sistema tubular.
- Substância não metabolizada pelo organismo.
- Substância de baixo peso molecular, não ionizada e não ligada a proteínas

A única substância exógena com as caraterísticas acima referidas é a inulina , um polímero extracelular de frutose.

Outras substâncias exógenas são atualmente utilizadas como marcadores de filtração, como o Iotalamato 125I ou o EDTA 51Cr, Iohexol (15).

Na prática, a função renal é frequentemente avaliada através da medição de dois marcadores biológicos: a ureia e a creatinina.

3.2 Medição da ureia :

A ureia é um produto residual azotado da degradação das proteínas, sintetizado pelo fígado, filtrado pelos rins e eliminado na urina. Um nível elevado de ureia no sangue pode ser um sinal de diminuição da taxa de filtração glomerular (18).

A ureia representa cerca de 90% do azoto urinário total nos adultos. É produzida maioritariamente pelo fígado e, em menor escala, pelos rins.

Os níveis de ureia dependem não só da função renal, mas também de muitos outros parâmetros, o que faz com que a sua medição seja um mau biomarcador da filtração glomerular. Estes parâmetros são representados por :

- Ingestão de proteínas na dieta.
- Catabolismo das proteínas no organismo.
- O estado de hidratação da pessoa.

- Hemorragia gastrointestinal.

Sem esquecer que existem também as chamadas variações fisiológicas:

- A gravidez reduz a sua concentração em 30-60%.
- Idade: a concentração diminui nos bebés (-30%) e aumenta nos adultos com mais de 55 anos (+20%).
- Sexo: devido à diferença de massa muscular, a ureia é mais elevada nos homens do que nas mulheres (5%).

- Um esforço prolongado pode aumentar a concentração em 20%.
- Jejum prolongado (reduz significativamente a concentração de ureia).

3.3 Níveis de creatinina :

A avaliação da função renal apenas através da medição da taxa de filtração glomerular subestima a função tubular. A taxa de filtração glomerular pode estar comprometida em todos os tipos de doença renal e é um reflexo indireto de qualquer patologia que não seja doença glomerular (5).

A creatinina, uma proteína derivada da decomposição da creatina muscular, é única na medida em que é completamente filtrada pelo glomérulo renal e não é reabsorvida pelo túbulo. É parcialmente segregada pelos túbulos, o que pode sobrestimar a TFG. A sua facilidade de monitorização, tanto no sangue como na urina, e o seu baixo custo tornaram-na o marcador de eleição para avaliar a filtração glomerular renal (5).

As limitações deste biomarcador endógeno (creatinina) são a sua origem muscular e o seu elevado volume de distribuição.

Os principais factores que influenciam a sua produção e, por conseguinte, a sua concentração plasmática são :

- Idade.
- Sexo.
- Corrida.
- Peso.

As alterações dos níveis de creatinina podem ser dissociadas das alterações da taxa de filtração glomerular (19).

A concentração de creatinina no sangue depende assim de um equilíbrio entre a produção muscular, a eliminação renal e o volume de distribuição (que desempenha um papel secundário).

O aumento da creatinina plasmática só aparece quando a taxa de filtração glomerular desce quase 50%. Um aumento significativo da creatinina sérica é um marcador altamente específico, mas não muito sensível, de insuficiência renal aguda, uma vez que uma queda da TFG só é detectada em 60% dos casos por um aumento da creatinina sérica.

A comparação do aumento da creatinina plasmática com um valor de referência é provavelmente o melhor método para confirmar a natureza aguda da insuficiência renal

(5).

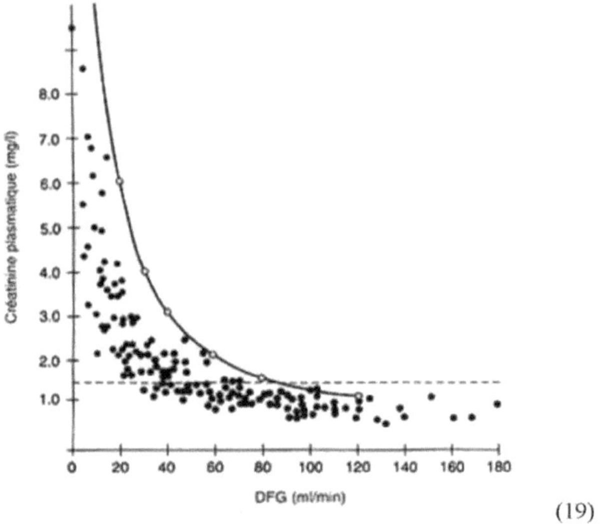

(19)

Figura 12: Relação entre a taxa de filtração glomerular e a creatinina sérica.

A relação entre a **taxa de filtração glomerular** e os níveis de creatinina plasmática é não linear, descrevendo uma curva hiperbólica (Fig.12).

Esta evidência está na origem da primeira armadilha colocada ao clínico, que espontaneamente tende a considerar esta relação como linear e, por conseguinte, a subestimar a agressividade renal.

3.4 Medição da depuração da creatinina :

A depuração da creatinina, definida como a quantidade de creatinina removida do plasma por unidade de tempo, é provavelmente um indicador mais exato da filtração glomerular (20).

Existem várias fórmulas para calcular a depuração a partir dos níveis de creatinina. No entanto, é de salientar que vários factores podem influenciar o seu valor.

- A fórmula de Cockcroft e Gault tem em conta a idade, o sexo e o peso:

$$clearance = \frac{(poids \times (140 - \hat{a}ge) \times 1{,}05 \text{ (femme) ou } 1{,}24 \text{ (homme)})}{cr\acute{e}atin\acute{e}mie}$$

- A fórmula MDRD (Modification of the Diet in Renal Disease), que foi posteriormente desenvolvida, incorpora a idade, o sexo, a raça, a uremia e a albinemia:

20

$$170 \times cr\acute{e}atin\acute{e}mie^{-0.999} \times age^{-0.176} \times ur\acute{e}e^{-0.170} \times albumin\acute{e}mie^{+0.318} \times (0{,}762 \text{ si femme})$$
$$\text{ou} \times (1{,}18 \text{ si de race noire})$$

As depurações calculadas a partir destas fórmulas foram consistentes entre si e com a depuração da inulina para a maioria dos doentes (excluindo os que estavam nos cuidados intensivos).

A fórmula MDRD provou ser mais fiável em doentes com mais de 65 anos e em doentes obesos.

Estas fórmulas não têm em conta as variações na eliminação da creatinina urinária ou no volume de distribuição, o que limita a sua utilização em doentes de cuidados intensivos com insuficiência renal aguda (21).

Nos doentes em cuidados intensivos, a fórmula UV/P parece ser mais fiável para avaliar a taxa de filtração glomerular.

Dadas as variações rápidas da taxa de filtração glomerular nos doentes em situação de emergência e nos cuidados intensivos, é preferível medir a creatinina urinária numa amostra recolhida durante uma hora e a média dos valores de creatinina medidos no início e no fim do intervalo. Esta medição da depuração da creatinina sobrestima moderadamente a taxa de filtração glomerular devido à secreção tubular de creatinina. No entanto, os seus valores mantêm-se bem correlacionados.

A depuração da creatinina parece, portanto, ser um bom marcador da filtração glomerular em pacientes de terapia intensiva, embora os valores-limite ainda não tenham sido determinados para definir e classificar o dano renal (22).

3.4 Determinação da cistatina C :

A cistatina C (anteriormente conhecida como gama-traço ou globulina pós-gama) é um polipéptido básico (pH 9,3), não glicosilado, constituído por 122 aminoácidos com um peso molecular de 13 359 daltons (23).

Este péptido, que pertence à família dos inibidores da cisteína protease, desempenha um papel protetor contra a destruição dos tecidos celulares e extracelulares causada pela libertação de enzimas por células mortas ou malignas.

Pensa-se também que a cistatina C desempenha um papel na luta contra as infecções. Encontra-se na maioria dos fluidos corporais, nomeadamente no líquido cefalorraquidiano, onde foi identificada e quantificada pela primeira vez.

A cistatina C é produzida por todas as células nucleadas estudadas.

Não há variação nocturna na concentração sanguínea de cistatina C e a sua produção não é influenciada pela inflamação (24, 25).

O peso molecular e a carga positiva da molécula permitem-lhe ser filtrada livremente a nível glomerular. Em seguida, é quase totalmente reabsorvida e catabolizada no túbulo proximal.

A concentração de cistatina C na urina é muito baixa (exceto em casos de tubulopatia proximal).

Por conseguinte, a concentração plasmática de cistatina C parece ser influenciada apenas pela taxa de filtração glomerular (26-28).

Com base em estudos clínicos, podemos concluir que a concentração sérica de cistatina C é um bom marcador da taxa de filtração glomerular em comparação com a creatinina.

A sensibilidade da cistatina C poderia mesmo revelar-se superior em certos subgrupos de doentes bem definidos. A sua concentração é independente da massa muscular.

No entanto, tendo em conta a diferença de preço (o custo da medição da cistatina C continua a ser muito mais elevado do que o da creatinina). São ainda necessários mais estudos em grande escala para confirmar o valor deste marcador da taxa de filtração glomerular (29).

3.6 Outros marcadores biológicos :

A literatura que avalia o valor da medição de biomarcadores renais plasmáticos ou urinários é extremamente rica (6).

Os biomarcadores tubulares são indicadores de danos no tecido renal. Os mais amplamente estudados são (30-32):

- Molécula de lesão renal-1 (KIM-1).
- Lipocalina associada à gelatinase de neutrófilos (NGAL).
- Interleucina-18 (IL-18).
- β2-microglobulina.

Estes biomarcadores reflectem principalmente o mecanismo de agressão renal (isquémia, hipóxia, regeneração, etc.).

Não existem estudos reais que demonstrem a sua utilidade clínica em doentes em risco de insuficiência renal aguda e que recomendem a sua medição para o diagnóstico (33). Podem ser utilizados para prever o início da insuficiência renal aguda, avaliar o risco de recurso à depuração extra-renal e o risco de morte na unidade de cuidados intensivos (34) (Tab.1.2).

Tabela 1: Principais biomarcadores preditivos da ocorrência de IRA em terapia intensiva.

Marcador	Sensibilidade/especificidade	amostragem	Diagnóstico médio
Gama GT e PAL	Sensível não muito específico	Urina	Auto-analisador
NHE3	Específico	urina	Western blot
IL 18	Baixa sensibilidade específica		Elisa
NGAL	Precoce, sensível e específico na urina.	Urina + sangue	Elisa

(6)

Gamma GT: Gammglutamil transferase; PAL: fosfatases alcalinas; NHE3: permutador H+/Na+, IL18 interleucina 18, NGAL: lipocalina associada à gelatinase de neutrófilos.

Marcador :	Sensibilidade/especificidade
IL 18	Não adiado
Cistatina C	Não adiado
NGAL	Sensível e específico

(6)

3.5 Avaliação da função renal através da fórmula U.V/ P:

A taxa de filtração glomerular é melhor avaliada na prática utilizando a fórmula de cálculo da creatinina **UV/P** (ml/min).

U: concentração de creatinina urinária em mmol/l
V: volume de urina em ml em função do tempo,
P: concentração plasmática de creatinina em mmol/l com urina colhida durante pelo menos uma hora.

Para a medição da taxa de filtração glomerular (TFG), as fórmulas estimadas (Cockcroft-Gault, MDRD, CKD-EPI) não devem ser utilizadas nos cuidados intensivos ou no pós-operatório, devendo provavelmente ser utilizada a fórmula de cálculo da depuração da creatinina (UV/P creatinina) (33).

3.6 Avaliação da função renal através de métodos hemodinâmicos :

A avaliação da função renal através de métodos hemodinâmicos baseia-se na avaliação da perfusão renal.

São utilizados três métodos para avaliar a perfusão renal:

- Ultrassom com contraste (CEUS)
- Escala de avaliação semi-quantitativa da perfusão renal com Doppler a cores.
- Índice de resistência vascular renal.

3.8.1 Ultrassom com contraste :

A ecografia com contraste (CEUS) (Fig. 13) é realizada com um produto constituído por microbolhas (35).

Baseia-se na utilização de microbolhas (compostas por gás estabilizado por um envelope de lípidos ou albumina) injetadas numa veia periférica.

Estas microbolhas têm o mesmo tamanho que os glóbulos vermelhos e permanecem exclusivamente no espaço vascular. Por conseguinte, podem ser utilizadas para obter imagens pormenorizadas da circulação dos tecidos.

Após uma injeção em bolus através de uma veia periférica, a avaliação da pequena circulação passa por várias fases:

- Uma fase inicial de realce cortical.
- Uma segunda fase de contraste medular, que começa na medula externa e termina

24

na medula interna.

- Uma terceira fase venosa.

As microbolhas são inertes e eliminadas por via pulmonar; não são nefrotóxicas, com raras reacções anafilácticas.

A Sociedade Europeia de Ultra-sons em Medicina e Biologia (EFSUMB) recomenda outras indicações para a ultrassonografia com contraste, nomeadamente (35):

- Diagnóstico de massas parenquimatosas renais
- Investigação sobre a trombose da veia renal.
- Avaliação das patologias isquémicas renais (enfarte renal, necrose cortical).

A utilização de ultra-sons com contraste é recomendada em doentes com contra-indicações para a utilização de produtos de contraste iodados ou sais de gadolínio.

A sensibilidade das microbolhas às ondas acústicas (as microbolhas são destruídas sob um feixe ultrassónico de alta frequência) permite a realização de sequências de destruição-reperfusão, proporcionando uma melhor abordagem ao estudo quantitativo da perfusão renal (36).

São obtidos dois índices com esta técnica e o rácio entre estes dois índices reflecte a perfusão visceral renal:

- Tempo médio de trânsito.
- Volume sanguíneo relativo.

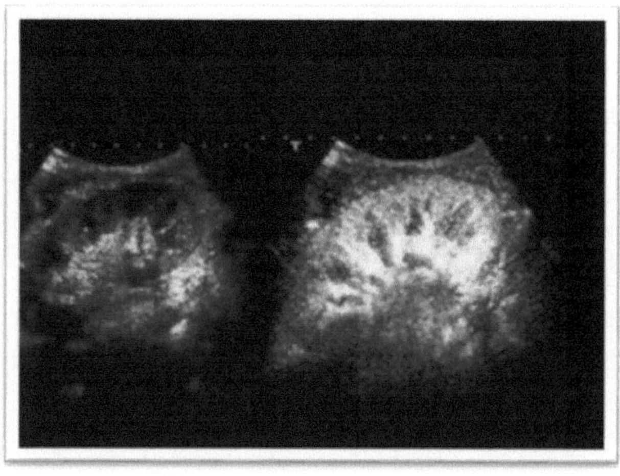

(36)

Figura 13: Ultrassom com meio de contraste.

Os dados humanos evidenciam a heterogeneidade dos resultados obtidos e a falta de correlação entre os índices derivados da ecografia com meio de contraste e os diferentes dados sobre a macro e a microcirculação renal.

3.8.2 Avaliação da função renal pelo método Doppler colorido semi-quantitativo :

A exploração é geralmente efectuada com sondas de 2 a 5 MHZ, idealmente convexas, mas uma sonda de ecocardiografia também pode ser adequada (37, 38).

A obtenção de uma secção longitudinal (Fig.14) do rim permite uma boa visualização dos vasos no Doppler a cores após a redução da PRF (frequência de repetição dos impulsos de ultra-sons) e a obtenção de medições de qualidade. Foi proposta uma escala de avaliação da perfusão (39). (Tab.3).

Grau	Perfusão renal avaliada por Doppler a cores
0	Nenhum navio identificável
1	Alguns vasos visíveis no hilo
2	Vasos hilares e interlobares visíveis na maior parte do parênquima
3	Vasos visíveis até às artérias arqueadas na maior parte do parênquima

Esta avaliação semi-quantitativa parece estar relacionada com a quantificação através da medição das taxas de perfusão (índice de resistência renal) (40, 41).

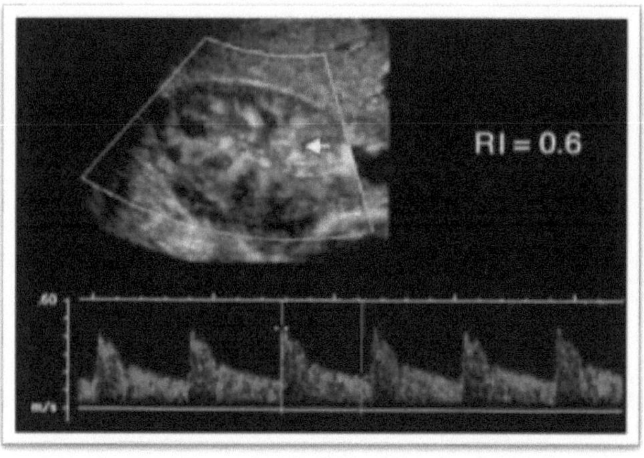

(41)

Figura 14: Avaliação semi-quantitativa combinada com a medição do índice de resistência renal.

3.8.3 Avaliação da função renal através da medição do índice de resistência renal :

A avaliação não invasiva da perfusão renal pode ser efectuada utilizando a ecografia renal com Doppler e a medição do índice de resistência renal:

$$Index\ de\ résistance\ rénal = \frac{Vitesse\ systolique - Vitesse\ diastolique}{Vitesse\ systolique}$$

A avaliação da perfusão renal através da medição do índice de resistência vascular tem várias vantagens em relação à avaliação pelo método semi-quantitativo ou pela ecografia com contraste (8) (Tab.4).

Tabela 4: Comparação das três técnicas utilizadas para avaliar a perfusão renal.

	TIR	Escala semi-quantitativa	Ultrassom com contraste
Benefícios	Rápido, não invasivo, reprodutível e fácil de aprender.	Simples, reproduzível e fácil de aprender	Imagiologia funcional específica da perfusão
Desvantagens	Determina a exatidão dos limites de medição.	Medição subjectiva	Equipamento específico, custo, fiabilidade não comprovada
Aplicações clínicas	Prognóstico renal	Prognóstico renal	Otimização da hemodinâmica renal
Nível de evidência	Baixa a moderada	Baixa a moderada	Estudos de viabilidade

(8)

A medição do índice de resistência renal (IRR), que avalia a perfusão renal através do método Doppler, parece ser simples, com uma curva de aprendizagem rápida e uma boa reprodutibilidade inter-observadores (40).

Esta medição pode ser efectuada no leito do doente, utilizando sondas com uma frequência de 2 a 5 MHz. A abordagem posterior é frequentemente utilizada para visualizar o parênquima renal (tamanho, ecoestrutura) (37, 38).

É efectuada uma avaliação inicial semi-quantitativa da perfusão renal utilizando Doppler a cores enquanto se reduz a PRF.

A análise prossegue com o Doppler pulsado após a identificação das artérias interlobares ou do arco. A janela de disparo do Doppler é reduzida ao mínimo e o espetro é considerado ótimo quando pelo menos três ciclos sucessivos podem ser analisados. O índice de resistência renal, conhecido como índice de Pourcelot, é calculado com base em medições efectuadas durante três a cinco ciclos. Um valor inferior a 0,7 é considerado normal.

Alguns autores propuseram a utilização do índice de pulsatilidade como método de avaliação da resistência (método geralmente utilizado para perfis resistivos) (Fig.16).

Foi demonstrado que existe uma boa correlação entre o índice de pulsatilidade e o índice de resistência renal (42). A única desvantagem do índice de pulsatilidade é que ele requer a medição da velocidade média e, portanto, o uso de software apropriado.

Limitações na interpretação dos valores do índice de resistência renal :

Estudos clínicos e experimentais mostraram uma fraca correlação entre o índice de resistência renal e a resistência vascular renal e o fluxo sanguíneo renal (42-44). Por conseguinte, o índice de resistência renal coloca um problema de importância.

Este índice depende essencialmente de dois parâmetros:

- **Complacência vascular (Fig. 20):** explica o aumento do índice de resistência renal em certas patologias, como a hipertensão arterial, a diabetes e certas vasculites, e o seu aumento fisiológico com a idade (45-47).

-**Pressão vascular transmural (PTV) (Fig. 21):** representa uma pressão de distensibilidade vascular (pressão intravascular - pressão extravascular) que se reduz em caso de aumento da pressão no parênquima renal provocado por edema intersticial nas crises e lesões renais (45, 46, 48).

Esta pressão transmural é aumentada nos casos em que há um aumento do fluxo sanguíneo loco-regional.

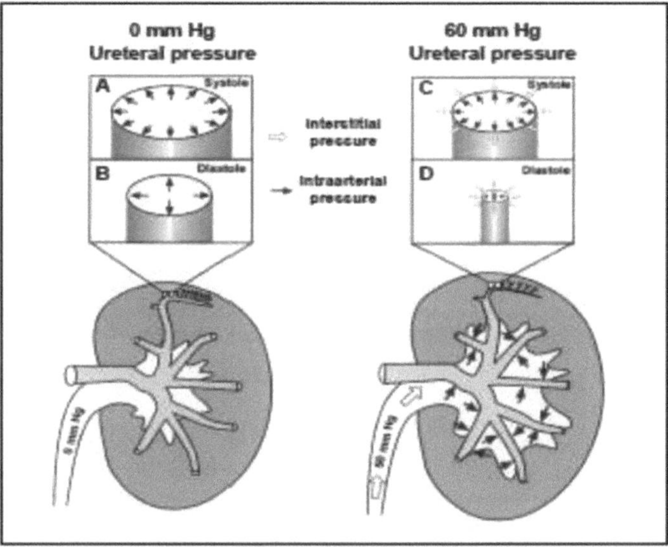

(41)

Figura 15: Impacto do aumento da pressão do trato urinário no diâmetro das artérias renais parenquimatosas.

O aumento da pressão no parênquima renal devido ao aumento da pressão no trato urinário influencia o fluxo sistolo-diastólico nas artérias renais distais (41).

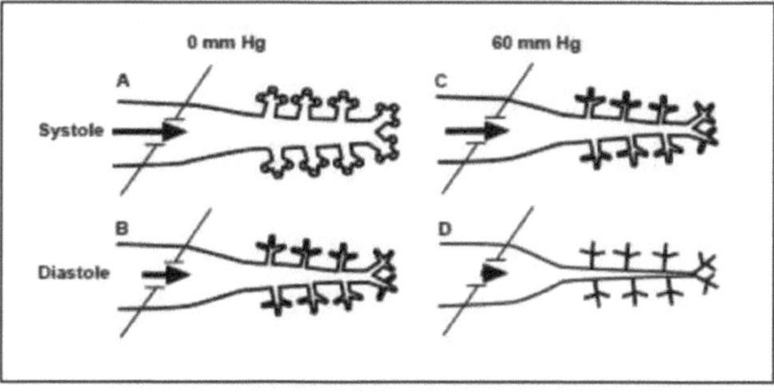

(41)

Figura 16: Efeito do aumento da pressão ureteral no fluxo sanguíneo sistolo-diastólico.

Vários factores podem influenciar o valor do índice de resistência renal (35):

- Idade.
- Inibidores do sistema renina-angiotensina-aldosterona.
- Nefropatia diabética.
- Estenose da artéria renal (Fig. 16).
- Nefropatia hipertensiva.
- Frequência cardíaca.
- Hidronefrose (Fig. 17).
- Doença renal crónica.
- Ingestão de cafeína.
- Um erro técnico de medição (ângulo de insonação demasiado aberto).

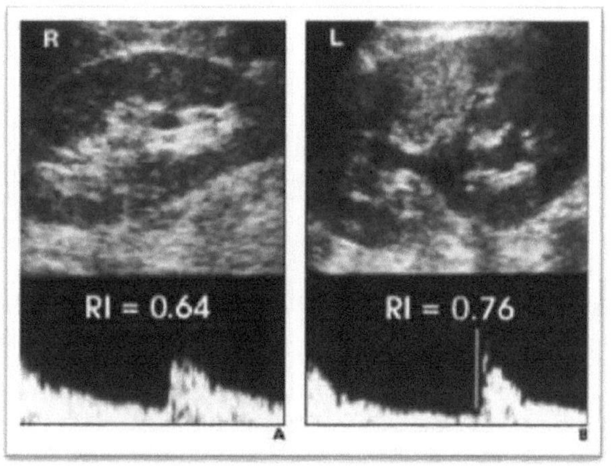

(41)

Figura 17: Impacto de uma obstrução ureteral esquerda no valor do índice de resistência.

O fluxo sistólico e diastólico é muito reduzido em caso de obstrução da artéria renal (Fig.18):

31

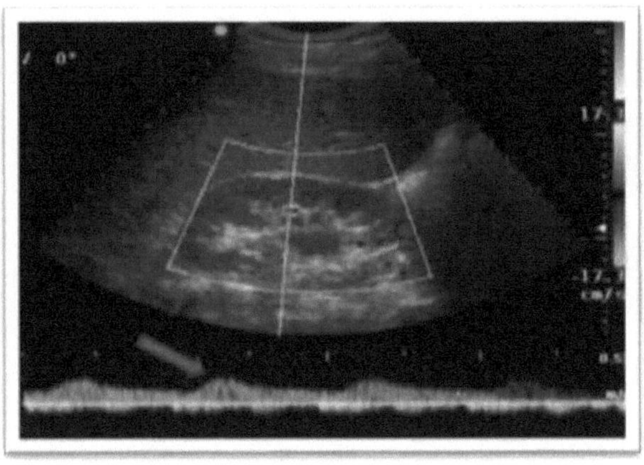

(51)

Figura 18: Impacto da estenose da artéria renal na perfusão do parênquima.

3.8.4 Índice de resistência renal em cuidados intensivos :

Vários estudos anteriores sugerem uma correlação entre o índice de resistência renal, a resistência vascular renal e o fluxo sanguíneo renal (49-52).

O índice de resistência renal tem sido utilizado em cuidados intensivos para avaliar a perfusão renal e o impacto de determinadas terapêuticas utilizadas na perfusão renal, com base no princípio de que a prevenção ou o tratamento da lesão renal depende, antes de mais, da melhoria da perfusão renal:

Este índice de resistência renal tem sido utilizado em várias aplicações práticas:

- Deteção precoce de lesões renais utilizando um marcador biológico comummente utilizado, os níveis de creatinina (12).
- Avaliação da perfusão renal pela administração de doses baixas de dopamina e por uma alteração progressiva do nível da pressão arterial média induzida por uma alteração da concentração de noradrenalina (53).
- Deteção precoce de choque hemorrágico oculto em doentes politraumatizados (54).
- Avaliação da resposta renal a um teste de enchimento em doentes de cuidados intensivos (55, 56).
- Avaliação do fluxo sanguíneo renal: não houve correlação entre o fluxo medido pelo ultrassom Doppler e o tempo de trânsito ultrassonográfico na periferia, que é um método validado para medir o fluxo sanguíneo regional. Apenas a variação da velocidade diastólica do parênquima previu uma variação do fluxo sanguíneo renal de 20%, mas com uma área sob a curva ROC de poder moderado (AUC-ROC = 0,75)(44).

- Previsão da insuficiência renal aguda :

Em doentes com choque sético, o índice de resistência medido na admissão foi significativamente mais elevado nos doentes que desenvolveram insuficiência renal aguda nos dias seguintes à admissão. Este índice de resistência foi também mais elevado numa população de doentes após cirurgia cardíaca que necessitaram de circulação extracorporal (57).

- Diferenciação entre os doentes com insuficiência renal persistente e os doentes com insuficiência renal reversível (12) (58, 59).

o índice de resistência tem provavelmente o mesmo desempenho diagnóstico para avaliar o prognóstico renal a curto prazo, comparando-o com os novos biomarcadores plasmáticos ou de urina (60).

Este índice também tem sido utilizado em várias outras situações clínicas, como em :

- Gestão da hemodinâmica geral em função do valor do índice de resistência renal (enchimento, aminas vasoactivas) e avaliação da obstrução urinária (61).
- Deteção precoce da rejeição do enxerto renal (9).
- Previsão da necessidade de depuração extra-renal (57).

Apesar do interesse prático da questão, as recomendações formalizadas dos peritos (RFE 2015) não apoiam a utilização deste índice de resistência renal como método de avaliação da função renal (62) :

> *« Il ne faut probablement pas utiliser l'index de résistance mesuré par le Doppler rénal pour diagnostiquer ou traiter une insuffisance rénale aiguë »*
>
> Recommandations grade 2 avec un accord fort.

As principais limitações desta abordagem hemodinâmica com Doppler são a importância das variações do índice de resistência renal e a fraca reprodutibilidade das medições. No entanto, as potenciais aplicações clínicas desta ferramenta, a exequibilidade e reprodutibilidade do exame e a ausência de custos adicionais para um departamento já equipado com um aparelho de ultra-sons justificam provavelmente mais investigações neste domínio.

<u>4. Conclusão :</u>

É de salientar que não existe qualquer relação entre a perfusão renal, avaliada pelo índice de resistência, e o fluxo sanguíneo renal. O papel da queda da SDR na génese da insuficiência renal isquémica aguda é hoje amplamente questionado. Os fenómenos de pré-condicionamento que surgem em resposta a algumas horas de exposição à hipóxia têm sido relatados como protectores contra o aparecimento secundário de danos renais. O objetivo da redução da SDR é diminuir a ingestão de sódio e a reabsorção ativa de sódio, a fim de reduzir o consumo de O2.

Alguns estudos concluíram que o índice de resistência renal tem uma validade aceitável para diagnosticar e prever o risco de insuficiência renal aguda. A avaliação da gravidade e da reversibilidade da lesão renal utilizando o mesmo índice demonstrou ter um poder de diagnóstico discriminatório interessante.

O estudo da perfusão renal através da medição do índice de resistência renal mostra relações estatisticamente significativas com muitos parâmetros (idade, índice de massa corporal, frequência cardíaca, etc.). As correlações mais interessantes foram encontradas com o padrão de ouro utilizado para diagnosticar a insuficiência renal aguda, representado pela diurese e pela creatininémia. Este índice de resistência vascular também influenciou o resultado global dos pacientes (morte, alta e transferência) [63].

Amplamente aceites como factores que influenciam a perfusão dos órgãos, os parâmetros da hemodinâmica geral (pressão arterial média, pressões sistolo-diastólicas, volume sanguíneo e função ventricular) não influenciam necessariamente a qualidade da perfusão renal, avaliada através da medição do índice de resistência renal.

Nos outros resultados observados, notamos a ausência de correlações entre o valor do índice de resistência renal e as concentrações de diferentes fármacos simpaticomiméticos (dobutamina, adrenalina, noradrenalina), o que também é observado nos diferentes dados da literatura, apesar do uso de diferentes agentes vasopressores. [63]

A avaliação da perfusão renal pelo método Doppler parece ser um instrumento de diagnóstico de fácil aprendizagem, de fácil execução, não invasivo e de repetição indolor, permitindo sobretudo identificar os doentes em risco de lesão renal e prever a gravidade e a evolução dessa lesão, uma vez confirmado o diagnóstico pelos critérios convencionais (creatininémia e diurese).

No nosso serviço, o princípio de utilizar uma única sonda de ultra-sons (a sonda cardíaca) para realizar o maior número possível de exames radiológicos, começando pelo coração e pelo tórax, passando pelo cérebro e pelo abdómen, faz parte do protocolo de exploração das diferentes afecções médicas (neurológicas, hemodinâmicas e respiratórias), a exploração rápida do parênquima renal e da sua vascularização através do método Doppler não parece prolongar significativamente o tempo necessário para o exame ecográfico global em relação às informações que podem ser fornecidas na procura de lesões renais, que representam, por si só e de forma independente, um fator significativo de morbilidade e mortalidade.

Este conceito de avaliação da perfusão renal em situações de risco de insuficiência renal deve ser tido em conta no ambiente perioperatório e em traumatologia como parte do protocolo de ultra-sons FAST.

A utilização do índice de resistência para avaliar a perfusão renal como método de diagnóstico da insuficiência renal não pode ainda substituir os critérios de diagnóstico tradicionais (KDIGO). O único desempenho deste índice encontrado nos vários estudos reside na predição do risco de lesão renal, o que poderia permitir otimizar os meios de proteção renal no ambiente médico e cirúrgico, começando pelo restabelecimento de um volume sanguíneo eficaz, uma pressão de perfusão média aceitável, e terminando com o não agravamento das lesões renais através da limitação da utilização de produtos potencialmente nefrotóxicos.

A utilização desta técnica para avaliar a perfusão renal nunca deve substituir a gestão e o controlo básicos da função renal, ou seja, a quantificação da diurese e a medição plasmática do marcador clássico, a creatinina.

O que podemos recomendar é que o estudo Doppler não invasivo da perfusão renal deve ser utilizado em todos os doentes em risco de insuficiência renal aguda. Mesmo na ausência de critérios de diagnóstico KDIGO, esta investigação permitirá antecipar as várias medidas terapêuticas com o objetivo de prevenir, limitar e não agravar a lesão renal aguda. [63]

Uma vez confirmada a lesão renal através de critérios clínicos e biológicos convencionais (creatinina e diurese), a utilização de medições Doppler permitirá avaliar a gravidade e prever a evolução da insuficiência renal aguda, para além de medidas hemodinâmicas destinadas a melhorar a perfusão do parênquima renal.

As limitações observadas na utilização dos níveis de creatinina para o diagnóstico de insuficiência renal aguda estão na base do desenvolvimento de novos marcadores de lesão renal. Muitos marcadores têm sido avaliados com diferentes objectivos, nomeadamente a previsão diagnóstica da insuficiência renal aguda e a avaliação da gravidade e do prognóstico desta lesão renal. O marcador ideal deve ser simples, não invasivo e ter uma boa relação sensibilidade/especificidade com boa reprodutibilidade.

A avaliação da perfusão renal utilizando a medição do índice de resistência vascular por Doppler ou outros métodos parece ser uma ferramenta poderosa com um poder de diagnóstico promissor na avaliação global da função renal.

Atualmente, não se recomenda a utilização da perfusão renal como ferramenta de diagnóstico da insuficiência renal aguda, uma vez que o padrão de ouro para o diagnóstico da IRA continua a ser a combinação dos dois critérios clínico-biológicos, ou seja, a creatininemia e a diurese.

BIBLIOGRAFIA :

1.   Ostermann M, Chang RW. Lesão renal aguda na unidade de cuidados intensivos de acordo com RIFLE. Critical care medicine. 2007;35(8):1837-43.
2.   Hoste EA, Schurgers M. Epidemiology of acute kidney injury: how big is the problem? Critical care medicine. 2008;36(4):S146-S51.
3.   Bagshaw SM. Short-and long-term survival after acute kidney injury. Oxford University Press; 2008.
4.   Bagshaw SM, George C, Dinu I, Bellomo R. A multi-centre evaluation of the RIFLE criteria for early acute kidney injury in critically ill patients. Nephrology Dialysis Transplantation. 2007;23(4):1203-10.
5.   Le Gall C, Jacob L. Insuficiência renal aguda em reabilitação: quais os critérios? qual a classificação? Mapar; 2011.
6.   Du Cheyron D, Terzi N, Charbonneau P. Novos marcadores biológicos da insuficiência renal aguda. Réanimation. 2008;17(8):775-82.
7.   Lerolle N. Utilização do índice de resistência vascular renal medido por ultrassom Doppler durante o choque sético. Réanimation. 2009;18(8):708-13.
8.   Schnell D, Darmon M. Qual é o papel do Doppler renal no tratamento da insuficiência renal aguda? Medicina Intensiva. 2016;25(6):570-7.
9.   Radermacher J, Mengel M, Ellis S, Stuht S, Hiss M, Schwarz A, et al. The renal arterial resistance index and renal allograft survival. New England Journal of Medicine. 2003;349(2):115-24.
10.   Mostbeck GH, Zontsich T, Turetschek K. Ultrassom do rim: obstrução e doenças médicas. European radiology. 2001;11(10):1878-89.
11.   Audren N. O índice de resistência vascular renal e o ensaio da Lipocalina Associada à Gelatinase Neutrofílica são marcadores de insuficiência renal aguda após cirurgia cardíaca? 2012.
12.   Darmon M, Schortgen F, Vargas F, Liazydi A, Schlemmer B, Brun-Buisson C, et al. Precisão diagnóstica do índice de resistência renal Doppler para a reversibilidade da lesão renal aguda em doentes críticos. Medicina Intensiva. 2011;37(1):68-76.
13.   Godin-Ribuot D. Fisiologias renais O nefrónio e a circulação renal. ECN (Université Joseph Fourier - Grenoble 1) ed. Grenoble: (Université Joseph Fourier - Grenoble 1); 2011/2012.
14.   Ader Jl. Fisiologia renal. ECN, editor. Paris: MASSON; 2013 2016. 664 p.
15.   Kerbi. fisiologia renal; Ano académico 2015-2016; Universidade Badji Mokhtar Annaba. universidade Badji Mokhtar Annaba2015/2016.
16.   Gueutin V. Le Manuel Du Résident Néphrologie 2017. 2017 ed. 75013 Paris, França2017 300 p.
17.   Bensouna. Papel fisiológico da Circulação Renal e Regulação da Filtração Glomerular. Faculdade de Medicina: OUARGLA; Ano letivo 2018/2019.
18.   Dieusaert P, Deweerdt L. Guia prático das análises médicas. Lyon Pharmaceutique. 1996;5(47):271.
19.   Shemesh O, Golbetz H, KRIss JP, Myers BD. Limitações da creatinina como marcador de filtração em doentes glomerulopáticos. Kidney International. 1985;28(5):830-8.
20.   Cockcroft DW, Gault MH. Prediction of Creatinine Clearance from Serum Creatinine° (Previsão da depuração da creatinina a partir da creatinina sérica). Nephron. 1976;16:31-41.
21.   Poggio ED, Wang X, Greene T, Van Lente F, Hall PM. Performance of the modification of diet in renal disease and Cockcroft-Gault equations in the estimation of GFR in health and in chronic kidney disease. Journal of the American Society of Nephrology. 2005;16(2):459-66.
22.   Novis BK, Roizen MF, Aronson S, Thisted RA. Associação de factores de risco pré-

operatórios com insuficiência renal aguda pós-operatória. Anesthesia and analgesia. 1994;78(1):143-9.

23.   CH R. Diagnostic applications of cystatin C. In: 2000 BJBS, editor. Aplicações de diagnóstico da cistatina C: biomed; 2000.

24.   Cimerman N, Brguljan PM, Krasovec M, Suskovic S, Kos J. Twenty-four hour variations of cystatin C and total cysteine proteinase inhibitory activity in sera from healthy subjects. Clinica chimica ata. 2000;1(291):89-95.

25.   Randers E, Kornerup K, Erlandsen EJ, Hasling C, Danielsen H. Níveis de cistatina C no soro de pacientes com doenças infecciosas agudas com níveis elevados de proteína C-reactiva. Scandinavian journal of clinical and laboratory investigation. 2001;61(4):333-5.

26.   Lofberg H, Grubb A. Quantificação de y-trace em fluidos biológicos humanos: indicações para a produção no sistema nervoso central. Scandinavian journal of clinical and laboratory investigation.
1979;39(7):619-26.

27.   Grubb A. Valor diagnóstico da análise da cistatina C e da proteína HC em fluidos biológicos. Clinical nephrology. 1992;38:S20-7.

28.   Uchida K, Gotoh A. Measurement of cystatin-C and creatinine in urine (Medição da cistatina-C e da creatinina na urina). Clinica chimica ata. 2002;323(1-2):121-8.

29.   Delanaye P, Chapelle J-P, Gielen J, Krzesinski J-M, Rorive G. O valor da cistatina C na avaliação da função renal. Nephrology. 2003;24(8):457-68.

30.   Kdigo A. Grupo de trabalho. Diretriz de prática clínica KDIGO para lesão renal aguda. Kidney Int Suppl. 2012;2(1):1-138.

31.   Cruz DN, Mehta RL. Lesão renal aguda em 2013: Quebrando barreiras para biomarcadores em AKI - finalmente progresso. Nature reviews Nephrology. 2014;10(2):74.

32.   Parikh CR1 DP. Novos biomarcadores de lesão renal aguda.

33.   Réanimation GF, Pédiatriques U, Ichai C, Vinsonneau C, Souweine B, Canet E, et al. INSUFICIÊNCIA RENAL AGUDA EM PERIOPERATÓRIO E RESUSCITAÇÃO (Excluindo técnicas de depuração extrarrenal) RFE commune SFAR-SRLF.

34.   Ahlstrom A, Tallgren M, Peltonen S, Pettila V. Evolution and predictive power of serum cystatin C in acute renal failure. Clinical nephrology. 2004;62(5):344-50.

35.   Pruijm M, Ponte B, Hofmann L, Vogt B, Eisenberger U, Meuwly J, et al. Novas técnicas radiológicas para investigar pacientes que sofrem de doença renal crónica. Revue medicale suisse. 2011;7(284):505-9.

36.   Le Dorze M, Bouglé A, Deruddre S, Duranteau J. Ultrassom Doppler renal: uma nova ferramenta para avaliar a perfusão renal em doença crítica. Shock. 2012;37(4):360-5.

37.   Schnell D, Darmon M. Doppler renal para avaliar a perfusão renal no doente crítico: uma reavaliação. Medicina Intensiva. 2012;38(11):1751-60.

38.   Schnell D, Darmon M. Ultrassom Doppler à beira do leito para avaliação da perfusão renal na UTI: vantagens e limitações das técnicas disponíveis. Springer; 2015.

39.   Barozzi L, Valentino M, Santoro A, Mancini E, Pavlica P. Ultrassonografia renal em pacientes críticos. Critical care medicine. 2007;35(5):S198-S205.

40.   Schnell D, Reynaud M, Venot M, Le AM, Dinic M, Baulieu M, et al. Índice resistivo ou avaliação semi-quantitativa do Doppler colorido da perfusão renal por médicos inexperientes: resultados de um estudo piloto. Minerva anestesiologica. 2014;80(12):1273-81.

41.   Tublin ME, Bude RO, Platt JF. O índice resistivo na ecografia renal com Doppler: em que ponto estamos? American Journal of Roentgenology. 2003;180(4):885-92.

42.   Bude RO, Rubin JM. Relação entre o índice resistivo e a complacência e resistência vasculares. Radiology. 1999;211(2):411-7.

43.   Murphy ME, Tublin ME. Compreendendo o Doppler RI: impacto da distensibilidade

arterial renal no RI em um modelo de rim de coelho hidronefrótico ex vivo. Jornal de ultrassom em medicina. 2000;19(5):303-14.

44.   Wan L, Yang N, Hiew C-Y, Schelleman A, Johnson L, May C, et al. An assessment of the accuracy of renal blood flow estimation by Doppler ultrasound. Intensive care medicine. 2008;34(8):1503-10.

45.   Derchi LE, Leoncini G, Parodi D, Viazzi F, Martinoli C, Ratto E, et al. Disfunção renal ligeira e resistência vascular renal na hipertensão primária. American journal of hypertension. 2005;18(7):966-71.

46.   Ohta Y, Fujii K, Arima H, Matsumura K, Tsuchihashi T, Tokumoto M, et al. Aumento do índice de resistência renal na aterosclerose e nefropatia diabética avaliado por ecografia Doppler. Journal of hypertension. 2005;23(10):1905-11.

47.   Terry JD, Rysavy JA, Frick MP. Doppler intrarrenal: caraterísticas do envelhecimento dos rins. Journal of Ultrasound in Medicine. 1992;11(12):647-51.

48.   Mitchell GF. Effects of central arterial aging on the structure and function of the peripheral vasculature: implications for end-organ damage. Journal of applied physiology. 2008;105(5):1652-60.

49.   Tublin ME, Tessler FN, Murphy ME. Correlação entre a resistência vascular renal, a pressão de pulso e o índice resistivo em rins de coelho isolados e perfundidos. Radiology. 1999;213(1):258-64.

50.   Duranteau J, Deruddre S, Vigue B, Chemla D. Doppler monitoring of renal hemodynamics: why the best is yet to come. Springer; 2008.

51.   Granata A, Zanoli L, Clementi S, Fatuzzo P, Di Nicolò P, Fiorini F. Índice intrarrenal resistivo: mito ou realidade? The British journal of radiology. 2014;87(1038):20140004.

52.   Mostbeck G, Gossinger H, Mallek R, Siostrzonek P, Schneider B, Tscholakoff D. Effect of heart rate on Doppler measurements of resistive index in renal arteries. Radiology. 1990;175(2):511-3.

53.   Lauschke A, Teichgraber U, Frei U, Eckardt K-U. Dose baixa de dopamina piora a perfusão renal em pacientes com insuficiência renal aguda. Kidney International. 2006;69(9):1669-74.

54.   Corradi F, Brusasco C, Vezzani A, Palermo S, Altomonte F, Moscatelli P, et al. Choque hemorrágico em pacientes politraumatizados: deteção precoce com medições do índice resistivo do Doppler renal. Radiology. 2011;260(1):112-8.

55.   Schnell D, Camous L, Guyomarc'h S, Duranteau J, Canet E, Gery P, et al. Avaliação da perfusão renal por Doppler renal durante o desafio de fluidos na sepse. Critical care medicine. 2013;41(5):1214-20.

56.   Moussa MD, Scolletta S, Fagnoul D, Pasquier P, Brasseur A, Taccone FS, et al. Efeitos da administração de fluidos na perfusão renal em pacientes críticos. Cuidados críticos. 2015;19(1):250.

57.   Bossard G, Bourgoin P, Corbeau J, Huntzinger J, Beydon L. Deteção precoce de lesão renal aguda pós-operatória pelo índice resistivo renal Doppler em cirurgia cardíaca com circulação extracorpórea. British journal of anaesthesia. 2011;107(6):891-8.

58.   Schnell D, Deruddre S, Harrois A, Pottecher J, Cosson C, Adoui N, et al. O índice de resistência renal prevê melhor a ocorrência de lesão renal aguda do que a cistatina C. Shock. 2012;38(6):592-7.

59.   Izumi M, Sugiura T, Nakamura H, Nagatoya K, Imai E, Hori M. Diagnóstico diferencial de azotemia pré-renal de necrose tubular aguda e previsão de recuperação por ultrassom Doppler. American journal of kidney diseases. 2000;35(4):713-9.

60.   Dewitte A, Joannes-Boyau O, Sidobre C, Fleureau C, Bats M-L, Derache P, et al. Kinetic eGFR e novos biomarcadores de AKI para prever a recuperação renal. Jornal Clínico da Sociedade Americana de Nefrologia. 2015;10(11):1900-10.

61.   Deruddre S, Cheisson G, Mazoit J-X, Vicaut E, Benhamou D, Duranteau J. Renal arterial resistance in septic shock: effects of increasing mean arterial pressure with norepinephrine on the renal resistive index assessed with Doppler ultrasonography. Intensive care medicine. 2007;33(9):1557-62.
62.   Ichai C, Vinsonneau C, Souweine B, Canet E, Clec'h C, Constantin J-M, et al. Insuficiência renal aguda no perioperatório e nos cuidados intensivos (excluindo técnicas de depuração extrarrenal). Medicina intensiva. 2017;26(6):481-504.
63.   L.ghanem lakhal. Index de résistance rénal et évaluation de l'hémodynamique intra-rénale dans les insuffisances circulatoires.thèse de doctorat en sciences médicales 2020. Universidade Constantino 3

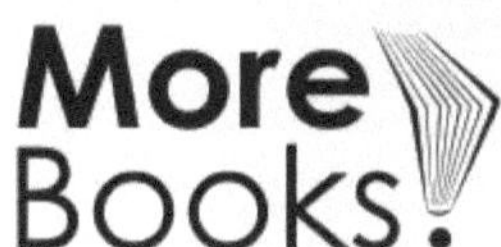
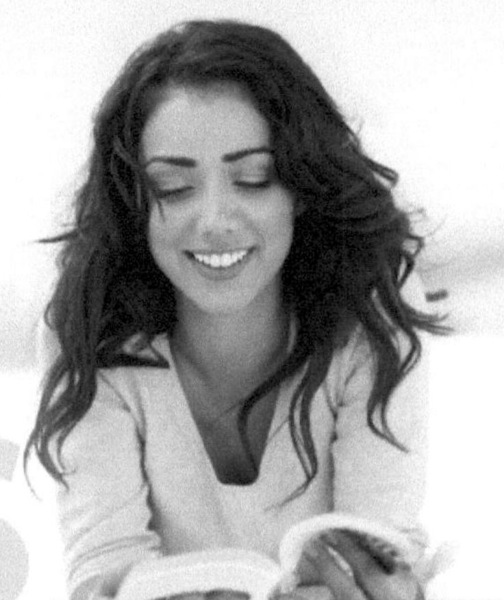